A PROPOS DE L'AUTEUR

Laurent ROCHETTA est né en 1976 à Montpellier,

Consultant Fintech, responsable de l'innovation et chef de projet en Europe.

Ses intérêts vont de la technologie à l'entrepreneuriat. Il s'intéresse également à l'innovation, la sécurité et les fintechs.

Grand lecteur et passionné il dévore des pans entiers de la culture, des manuels et techniques de management et de développement personnel.

Son esprit de « white hackeur » le conduise à expérimenter et confronter ses lectures à la réalité.

Dans ce livre il vous livre des conseils, techniques et outils vous transformer, prendre soin de vous et vous épanouir grâce à une alimentation saine.

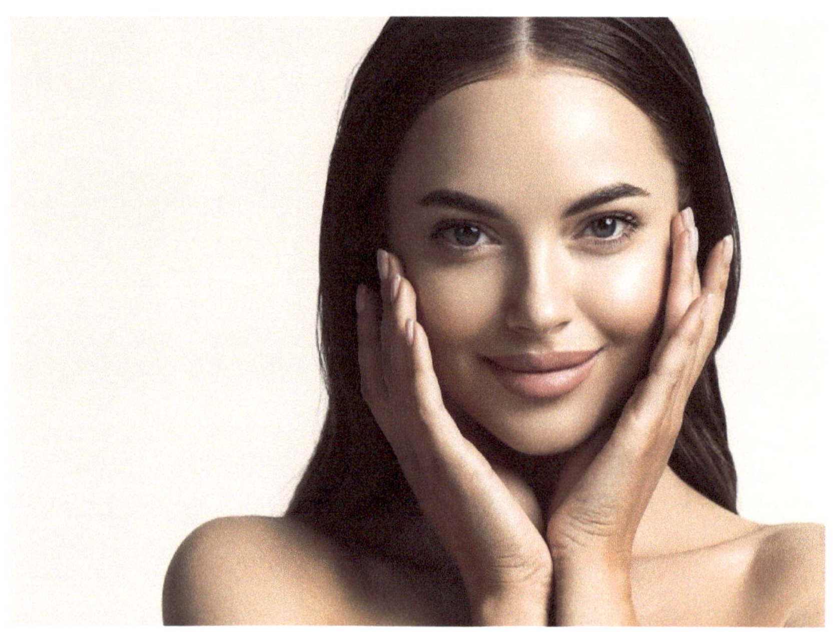

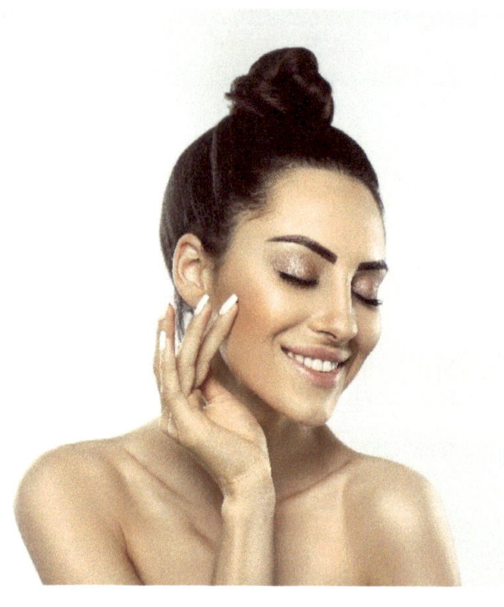

TABLE DES MATIERES

POURQUOI DEVEZ-VOUS PRIVILEGIER LES LEGUMES ET LES FRUITS POUR PRENDRE SOIN DE VOTRE PEAU ?

Dans ce guide, vous allez découvrir les raisons pour lesquelles vous devriez sérieusement penser à consommer des légumes et des fruits si vous voulez protéger efficacement la santé et la beauté de votre peau.

Par la même occasion, vous allez prendre connaissance de quelques bons motifs de délaisser les cosmétiques industriels.

Si vous êtes ''people'', vous savez sans doute que les fruits et les légumes sont un des moyens qu'utilisent les stars d'Hollywood pour conserver une peau jeune et belle.

Ils sont consommés entiers ou en jus.

Aux Etats-Unis, on parle plutôt de smoothies que de jus proprement dit.

Vous êtes déjà sûrement dit ''elle ne change pas'' en voyant l'une ou l'autre de ces célébrités toujours resplendissantes malgré l'âge.

Bien sûr, la première réaction est de penser que ces stars sont maquillées pour masquer les outrages du temps.

Et bien, pas tout à fait. Ces divas sont souvent adeptes de méthodes naturelles pour affronter le temps qui passe et l'offense qu'il fait subir à leur beauté.

Les légumes et les fruits sont des produits naturels, à condition d'être issus de la culture biologique, sains et bon marché qui vont rendre votre peau douce et belle mais en plus, ils vont aussi bénéficier à votre organisme tout entier.

Le bénéfice pour la santé en général et la peau en particulier est dû à la composition des légumes et des fruits qui contiennent :

- des fibres

- des vitamines

- des minéraux

- des micro nutriments

Ils ont des propriétés capables de rendre votre peau douce, belle et pleine de santé sans recourir aux cosmétiques industriels composés d'ingrédients chimiques qui font l'objet de bien des controverses.

Les fruits et légumes ne présentent pas ce potentiel de nuisance consécutive à un usage intensif et prolongé de ces produits industriels.

La consommation de légumes et de fruits va faire de vous, dans les semaines et mois futurs, une femme naturellement plus séduisante, plus belle qui sera regardée, enviée, désirée.

Tous les aspects de votre vie vont être positivement impactés par votre transformation intérieure et extérieure.

Votre famille, vos amis, vos collègues… ne manqueront pas de remarquer que vous avez changé.

Votre peau devient une redoutable et massive arme de séduction.

C'est l'occasion de vous métamorphoser, de vous débarrasser de quelque chose qui ne vous convient plus.

Privilégier les fruits et les légumes pour prendre soin de votre peau est aussi un premier pas vers un mode de vie plus naturel.

A partir d'aujourd'hui, c'est vous qui décidez comment être belle.

Vous pourrez être toute guillerette, passer et repasser devant votre miroir pour vous admirer tout en prononçant un solide ''YES'' bien sonore.

En revanche, ne pas suivre ces conseils, vous expose potentiellement à de sérieux problèmes de santé à long terme.

Non seulement pour vous-même mais aussi pour les enfants que vous avez ou que souhaitez avoir car, de plus en plus, les scientifiques soupçonnent une étroite relation entre les ingrédients chimiques des cosmétiques qui se retrouvent en quantité dans votre organisme et les problèmes d'autisme et d'hyperactivité.

Vos enfants sont donc en première ligne pour subir les conséquences de l'utilisation de produits cosmétiques industriels.

Voici ce à quoi ils sont potentiellement exposés :

- puberté précoce pour les filles

- problème de fertilité pour les garçons

- tendance à l'obésité

- résistance à l'insuline (diabète)

Le risque de développer des tumeurs mammaires est un autre effet de l'exposition à ces ingrédients toxiques.

L'accumulation dans votre organisme d'additifs chimiques, le fameux effet cocktail, conduit à   une progression inquiétante de maladies telles que :

- cancers hormonaux

- maladies chroniques

- allergies

- hypersensibilité chimique

- fibromyalgie

Vis à vis de vos enfants, de votre famille, vous avez une responsabilité à assumer et y renoncer c'est compromettre à la fois leur santé et leur avenir.

Il serait malheureux d'avoir à regretter votre comportement et de vous dire ''Ah si j'avais suivi ces conseils''.

Consommer des fruits et légumes pour prendre soin de votre peau et booster votre santé en général est le premier acte d'une pièce qui, à terme, va bouleverser positivement votre vie et celle de ceux qui vous entourent.

Les alertes santé lancées par les médias et qui font suite aux études menées au sujet des produits cosmétiques industriels vous inquiètent et vous découvrez les risques que vous avez pris jusqu'à aujourd'hui et vous êtes fermement résolue à dire STOP.

Consciente de l'ampleur du risque que vous avez découvert, vous avez envie de faire passer le message aux autres femmes pour leur éviter de connaître de graves ennuis de santé à cause de leurs mauvaises habitudes et vous souhaitez les inciter à changer en prenant exemple sur vos résultats.

Il est temps pour vous de revenir aux bases et vous souhaitez retrouver les choses essentielles, fondamentales pour reprendre le contrôle de votre vie, de vos besoins.

C'en est fini de la soumission à un système auquel vous souhaitez, désormais, tourner le dos. Ce changement est devenu une priorité pour retrouver la tranquillité d'esprit.

Vous regrettez de ne pas vous être aperçue plus tôt des risques que l'utilisation de cosmétiques industriels pouvaient avoir comme conséquences néfastes sur votre santé en général.

Le marketing agressif et le matraquage publicitaire n'auront plus prise sur vous, vous ne ressemblerez plus à cette femme hautement influençable, incapable de réfléchir, avide d'acheter ce qui vous a été savamment présenté.

Vous êtes désormais comme l'aube qui se lève et qui préfigure un nouveau jour.

S'il est nécessaire de rappeler les bienfaits des fruits et légumes pour la santé, vous trouverez ci-dessous plusieurs références internationales plaidant pour une meilleure consommation de ces aliments.

Fruits et légumes pour la santé Rapport de l'atelier conjoint FAO/OMS, 1er au 3 septembre 2004 Kobe (Japon)

Ce livre numérique n'est pas récent puisqu'il date d'il y a 14 ans mais, son contenu n'en reste pas moins d'actualité.

Suivez : http://www.fao.org/fileadmin/templates/agphome/documents/horticulture/WHO/KOBE-Français.pdf pour accéder à ce pdf.

Le site docteurbonnebouffe.com rappelle pourquoi il est recommandé de manger des fruits et légumes.

Les points 6 et 7 concernent particulièrement la peau. En effet, les fruits et légumes rendent la peau plus belle mais participent aussi à son hydratation.

Selon le site extenso.org, le guide alimentaire canadien recommande une consommation suffisante et régulière des fruits et légumes.

Des études réalisées sur plusieurs années ont mis en évidence un risque de mortalité inférieur pour les personnes consommant davantage de fruits et légumes

En résumé, il est reconnu que la consommation de fruits et légumes dans les proportions conseillées profitent à l'organisme tout entier, dont la peau, et est une raison d'une espérance de vie accrue.

Des chercheurs allemands de l'Institut de dermatologie expérimentale de **l'Université de Witten-Herdecke** ont démontré que les concentrés de fruits et de légumes sont bénéfiques pour la santé de la peau.

Cette étude vient renforcer l'idée de la nécessité d'une alimentation saine pour une peau en pleine santé.

Consommer des fruits et légumes ralentit le processus de vieillissement naturel de la peau en luttant contre les radicaux libres que, pour imager, on peut concerner comme la rouille pour le fer.

Pour lire l'article en entier, suivez :
https://www.topsante.com/nutrition-et-recettes/les-bons-aliments/fruits-et-legumes/manger-des-fruits-et-legumes-pour-une-plus-belle-peau-23187

LE programme **PNNS (Programme National Nutrition Santé)** fait l'éloge des fruits pour leur importance dans l'alimentation.

Manger des fruits est recommandé pour leur apport en :

- Fibres

- Minéraux

- Vitamines

- Polyphénols

- Caroténoïdes

- Flavonoïdes

Les fruits sont bénéfiques pour tout le corps mais la peau, en particulier, profite des vertus des fruits.

Ci-dessous, se trouvent les conclusions de plusieurs études effectuées menées par des laboratoires et autres universités, en France et Outre-Atlantique, au sujet de la nocivité des ingrédients des produits cosmétiques.

Le **Dr Steve Xu**, médecin résident du département de dermatologie de la Feinberg School of Medicine de l'Université Northwestern, Evanston, Chicago (Illinois), reconnaît que les produits cosmétiques suscitent des inquiétudes.

Tous les jours, on me demande « quels sont les produits cosmétiques les plus sûrs à utiliser ? » , avoue-t-il.

Lors d'une nouvelle recherche, le Dr Xu et ses collègues ont examiné le nombre d'événements indésirables rapportés à la FDA (l'administration américaine des denrées alimentaires et des médicaments) et ont constaté que sur une période de 12 ans, 5144 plaintes

liées à la santé ont été mises en relation avec des produits cosmétiques.

Entre 2004 et 2016, une moyenne de 396 événements
ont été signalés par an, (plus d'un par jour), avec une
augmentation entre 2015 et 2016.

Les trois produits les plus fréquemment cités étaient
des cosmétiques pour les soins capillaires, **les soins de
la peau** et les tatouages. "

La FDA a enquêté sur Wen, produit de soins capillaires
de Chaz Dean Cleansing Conditioners et a constaté
que le fabricant avait reçu en 2014 **21 000 plaintes**
liées à des problèmes de cuir chevelu et de perte de
cheveux.

Par ailleurs, Une étude pilotée par des scientifiques de
l'Université de Berkeley en Californie, vient de révéler
les résultats d'une étude entreprise pour déterminer la
menace que les produits cosmétiques représentent.

Cette recherche a concerné cent jeunes filles âgées
de 14 à 18 ans.

Plus des deux tiers utilisaient chaque jour des cosmétiques (crème hydratante, produits de maquillage et parfum).

La crème solaire faisait aussi partie des cosmétiques utilisés.

Pour le bon fonctionnement de l'étude, les jeunes filles ont reçu des cosmétiques sans :

- parabènes

- triclosan

- benzophénone

soit, des composants à risques communs dans les cosmétiques communs.

Ces cosmétiques étaient aussi déclarés sans phtalates, éléments qui peuvent être employés pour l'élaboration de parfums incorporés dans les cosmétiques.

Les chercheurs avaient choisi des produits cosmétiques dont l'étiquette indiquait soit « sans parfum », soit «sans phtalates».

Les recherches ont porté sur des échantillons d'urine collectés en début d'étude et trois jours plus tard.

- Le phtalate, en concentration la plus importante au début de l'étude a vu son taux baisser de 27%.

- Le taux de triclosan a baissé de 36% dans la majorité des cas et de 70% chez les participantes ayant déclaré utiliser chaque jour un dentifrice au triclosan (le plus courant étant Colgate total).

- Le niveau de benzophenone-3 a été réduit de 36% en général et de 52% chez les adolescentes utilisatrices de crème solaire.

Même si pour les parabènes, les résultats sont fluctuants, au terme de cette étude, les choses ont le mérite d'être claires et limpides : *L'utilisation de cosmétiques contenant des composés indésirables laisse bien des traces dans l'organisme.*

Les risques encourus sont encore beaucoup plus inquiétants lorsqu'il s'agit de perturbateurs endocriniens et que les plus exposées sont des jeunes filles, des adolescentes car elles représentent une population à risques face à ces composés qui interfèrent avec le système hormonal.

Cela peut induire des problèmes au moment de la grossesse, notamment, mais aussi des problèmes de croissance chez les enfants sans parler de la recrudescence des cas d'autisme et d'hyperactivité.

En février 2017, l'association **Que Choisir**, a constaté, lors d'une **étude** sur plus de 400 cosmétiques, la présence de 11 composants indésirables.

Cette étude révèle que l'on retrouve dans ces 400 cosmétiques des :

- Perturbateurs endocriniens

- Butyl- et propyl-parabens

- Conservateurs

- Allergènes

L'association Que Choisir remarque que même les produits pour bébés ne sont pas exempts de ces substances toxiques alors que l'on pourrait espérer que tout ce qui est destiné aux petits enfants soit une priorité pour les industriels et que ceux-ci auraient à cœur de proposer des produits d'une qualité irréprochable.

Force est de constater qu'il n'en est rien et que les tout-petits sont considérés uniquement sous l'angle du mercantilisme et certainement pas de la santé.

Le constat est grave car dès leur prime enfance, ces petits bouts sont déjà confrontés aux substances nocives.

En connaissance de cela, on s'étonnera moins de la recrudescence de maladies comme l'autisme et l'hyperactivité dont l'origine est à chercher du côté de ces composants chimiques comme le déclarent des scientifiques.

En suivant le lien ci-dessous, vous pourrez lire l'entièreté de l'article sur le site de **quechoisir.org**.

Déjà en 2007, selon le site **consoglobe.com**, l'AFSSAPS (Agence française de sécurité sanitaire des produits de santé) a mené une étude consécutive à 122 graves accidents de santé impliquant les produits cosmétiques.

Honnêtement, pensez-vous que des laboratoires perdraient leur temps à faire des tests sur des produits, dans notre cas, des cosmétiques), s'il n'y avait aucune raison de s'alarmer ?

Les articles précédents décrivent de façon explicite tous les dangers que peuvent représenter les cosmétiques industriels pour la santé.

Dans ce cadre, un laboratoire de **l'UBO (Université de Bretagne Occidentale)** va développer une étude indépendante sur les dangers des cosmétiques.

Cette évaluation fait suite à la demande de l'Agence nationale du médicament et des produits de santé (ANSM)

Pour cette investigation, le laboratoire recherche des volontaires de tous-âges, de toute condition sociale, citadin ou rural.

« UNE FOIS QUE NOUS CONNAITRONS LES HABITUDES DE CONSOMMATION, NOUS IRONS VOIR LA COMPOSITION DES PRODUITS EXISTANTS ET POURRONS DETERMINER S'ILS REPRESENTENT OU NON UN RISQUE POUR LA SANTE », poursuit Anne-Sophie Ficheux.

Cette étude diligentée par l'ANSM répond aux inquiétudes persistantes et récurrentes des citoyens au sujet des implications pour leur santé de l'usage de produits cosmétiques.

Les deux prochains chapitres de ce guide vont vous présenter plus en détail les deux substances vedettes de tous les produits cosmétiques que sont le collagène et l'acide hyaluronique.

Ce sont sans doute des termes qui vous sont familiers car ils sont mis en avant tous les jours et à de multiples reprises par les spots publicitaires faisant une promotion assidue des crèmes et lotions dites révolutionnaires pour la santé et la beauté de votre peau.

Pour faire simple, le collagène peut être assimilé à une colle. C'est une protéine dure, insoluble et fibreuse qui est massivement présente dans le corps.

C'est d'ailleurs le principal élément structurel dans le corps.

La peau est composée à 75 % de collagène.

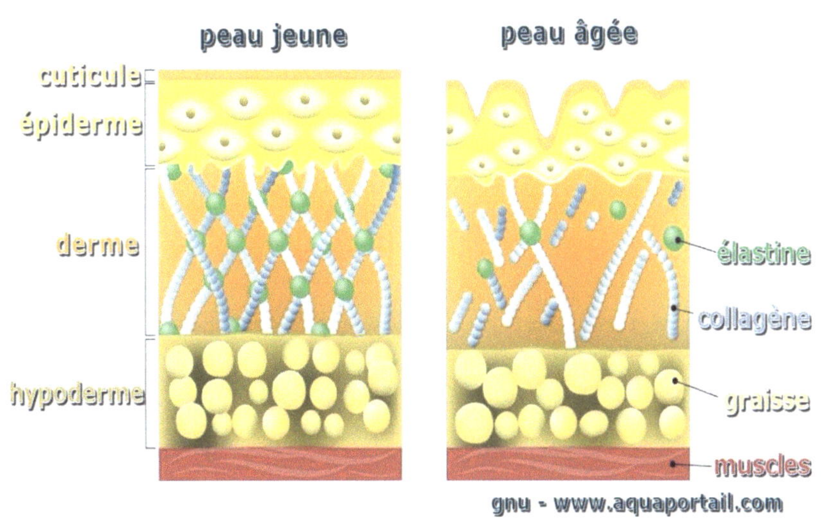

A quoi sert le collagène ?

Le collagène est une substance essentielle qui donne et maintient la forme du corps. Le collagène forme une ''charpente'' qui définit la structure du corps.

Il a un pouvoir protecteur et régénérant. Il assure à la fois la robustesse et l'élasticité de la peau, des muscles mais aussi la bonne santé des tissus, des tendons, des ligaments, des cartilages, des ongles, des cheveux et des os.

Dans le derme, couche centrale de la structure de la peau, le collagène joue également un rôle dans le remplacement et la restauration des cellules mortes de la peau.

Il existe deux types de collagène :

- Le collagène endogène est un collagène naturel, synthétisé par le corps

- Le collagène exogène est synthétique. Il provient d'une source extérieure soit marine ou animale.

Comment remarque-t-on que le taux de collagène baisse ?

Au fil des années, à partir de ± 35 ans, le niveau de collagène dans le corps diminue naturellement et cela se traduit par les premiers signes de vieillissement de la peau, l'apparition des premières rides, la sécheresse de la peau et les premières douleurs articulaires.

La fin de la ménopause correspond, pour les femmes, à une importante perte de synthèse du collagène.

Certaines conditions telles que l'exposition à la pollution et la lumière UV contribuent à la diminution du collagène.

Le tabagisme intervient aussi dans la baisse du niveau de collagène.

Les origines du collagène animal

Le collagène animal peut provenir de vaches, de porcs, de moutons ou de peaux de poissons.

Des tests cutanés doivent être effectués avant d'utiliser le collagène d'origine animale afin d'éviter les risques d'allergies.

D'où l'intérêt d'augmenter le niveau de collagène par une alimentation en fruits et légumes d'origine biologique.

L'apport en collagène est justifié pour réduire les rides et ridules du visage ainsi que pour masquer les cicatrices ce qui peut éviter de recourir à la chirurgie plastique.

Revitalisation de la peau

Les crèmes de collagène sont peu efficaces, car les molécules de collagène qui les composent sont trop grosses pour pénétrer la peau.

Le bénéfice éventuellement obtenu est probablement dû aux effets hydratants des produits cosmétiques. Ils n'augmentent pas directement le taux de collagène.

Pour maintenir la fermeté et l'élasticité de la peau, une alimentation adaptée est nécessaire.

Vous trouverez les aliments aptes à garantir une bonne santé de votre peau en adoptant une alimentation riche, variée et équilibrée capable de ''booster'' la production de cette protéine.

Une carence en vitamines de type : B1, B2, B3, B5, B12, C, E, mais aussi en potassium, zinc, magnésium, calcium, fer, phosphore, manganèse et sélénium provoque la baisse du taux de collagène dans le corps.

Pour pallier ces différents manques, il faut modifier votre alimentation et opter pour des aliments riches de ces vitamines, minéraux et autres oligoéléments.

Les acides gras essentiels, acide linoléique et acide alpha-linolénique, tiennent aussi une place importante dans la production de collagène.

Que fait l'acide hyaluronique ?

L'acide hyaluronique est une molécule d'hydrate de carbone naturellement présente dans notre corps.

C'est en 1934 qu'un biochimiste allemand, Karl Meyer, découvre une molécule présente dans l'humeur vitrée des yeux.

Il a appelé sa découverte ''acide hyaluronique'' (du grec *hyalos*, ''vitreux'', et uronique).

Plus tard, des travaux ont démontré que cette molécule participe au développement et à la viscosité des cellules.

Dans les années 1970, la chirurgie des yeux a été la première a bénéficier des fruits de la recherche sur l'acide hyaluronique avec l'apparition d'un produit biomédical.

Il a pour propriété de lubrifier les tissus conjonctifs des articulations et de la peau

Il joue donc un rôle important dans la santé de l'organisme.

L'acide hyaluronique est présent, hormis les yeux, dans les liquides internes et les tissus conjonctifs.

Mais la peau est l'organe dans lequel il est le plus concentré et y représente 50% du niveau total d'acide hyaluronique du corps.

Capacités d'hydratation incroyables

Une des propriétés de l'acide hyaluronique est de fournir une hydratation de longue durée à la peau.

L'acide hyaluronique agit comme un moyen de rétention d'eau pour que la peau puisse l'absorber.

La molécule d'acide hyaluronique a la capacité de stocker jusqu'à 1000 fois son poids en eau.

Comme la molécule de collagène, la molécule d'acide hyaluronique ne peut, par sa dimension, pénétrer dans l'épiderme.

Dès lors, elle agit depuis la surface de la peau en rete-
nant l'eau pour la diffuser selon les besoins.

Ainsi, la peau reste parfaitement hydratée.

Avantages anti-âge

Au fil des années qui passent, le taux d'acide hyaluronique diminue provoquant ainsi une sécheresse gra-
duelle de la peau.

Savez-vous que si les bébés ont une peau douce,
c'est dû à un taux élevé d'acide hyaluronique dans
leur peau.

La perte d'acide hyaluronique se caractérise aussi par
une peau moins souple. Elle perd de son élasticité et
s'affaisse.

C'est le moment où apparaissent les premières ridules
et rides.

L'apport d'acide hyaluronique restaure l'hydratation et repulpe la peau et lisse les rides et ridules. Elle paraît plus ferme et plus tonique.

Augmente la santé et la protection de la peau

La peau représente la première barrière face aux agressions extérieures. Lorsqu'elle devient sèche, sa surface est plus vulnérable aux dommages et aux infections.

Les capacités d'hydratation de l'acide hyaluronique renforcent la barrière protectrice de la peau et interviennent aussi dans sa réparation grâce à ses propriétés anti-inflammatoires.

Le pouvoir antioxydant de l'acide hyaluronique permet de lutter contre les dommages liés aux UV.

Les radicaux libres, responsables du vieillissement de la peau peuvent altérer le collagène et l'élastine et ainsi faire vieillir la peau prématurément.

Où trouver naturellement de l'acide hyaluronique ?
L'acide hyaluronique se trouve, notamment, dans les
tissus conjonctifs des animaux.

La volaille, par exemple, consommée cuite ou utilisée
dans un bouillon est une excellente source d'acide
hyaluronique.

Toutes les viandes en général en contiennent un niveau élevé.

A consommer avec modération pour conserver un
taux de cholestérol sain.

Par tissus conjonctifs, on entend ici :

- La peau

- Les tendons

- Les muscles

- Les ligaments

Vous pourrez aussi faire l'apport d'acide hyaluronique
en mangeant des fruits et des légumes.

Il faut miser sur les fruits et légumes qui sont riches en
vitamine C et en magnésium pour synthétiser l'acide.

Oui, absolument. Parce qu'il convient à tous les types de peau, même pour les peaux grasses et sensibles, et qu'il est essentiel pour garantir une bonne hydratation tout au long de l'année, été comme hiver.

Manger des fruits et légumes participent à la production d'acide hyaluronique pour hydrater et protéger la peau.

Dans le chapitre suivant, vous allez découvrir une liste de fruits et légumes recommandés pour apporter naturellement du collagène et de l'acide hyaluronique.

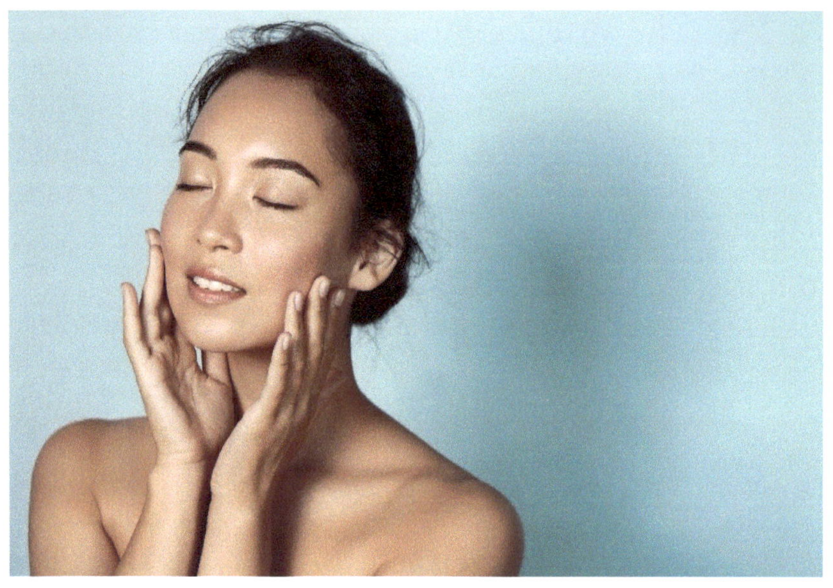

COMMENT BIEN PRENDRE SOIN DE VOTRE PEAU

Avoir et conserver une peau saine et éclatante, commence par de bonnes habitudes alimentaires.

La peau, comme tous les autres organes de votre corps a besoin de nutriments pour remplir ses fonctions et rester en bonne santé.

La peau est sans doute l'organe le plus exposé aux agressions de toutes sortes comme la pollution, le froid, le chaud...

Elle devrait donc faire l'objet de toute votre attention.

Cette peau que vous inspectez chaque matin dans votre salle de bain doit être entretenue par un apport régulier de nutriments sains et naturels.

C'est une solution simple, efficace et bon marché.

Si vous voulez une peau saine, pas besoin de chercher midi à quatorze heures. Les légumes et les fruits suffiront à votre bonheur.

Ils vont augmenter le niveau de collagène et d'acide hyaluronique de votre peau.

A partir de 35 ans, le taux de collagène et d'acide hyaluronique diminuent et il est donc nécessaire d'en faire l'apport par une alimentation adaptée.

Les légumes et les fruits sont riches en vitamines et minéraux, lesquels combattent le processus de vieillissement de la peau.

Ils offrent un moyen facile et pratique d'obtenir ces nutriments essentiels.

En dix minutes par jour, vous pouvez offrir à votre peau les moyens dont elle a besoin pour rester belle, jeune, éclatante et resplendissante.

Les fruits et légumes peuvent être consommés entiers ou en jus.

C'est à votre entière convenance.

Les personnes qui ne consomment pas ou pas assez de légumes et de fruits entiers pourront malgré tout profiter de leurs bienfaits en optant pour les jus.

C'est aussi un bon moyen de faire le plein de nutriments.

Les jus sont, de préférence, extraits à l'aide d'un extracteur de jus plutôt que par une centrifugeuse qui a l'inconvénient, par sa vitesse de rotation, de chauffer les fruits ou les légumes et ainsi de ''brûler'' une bonne partie des principes actifs.

Il est donc temps d'entrer pratiquement dans le vif du sujet.

A votre bonne santé

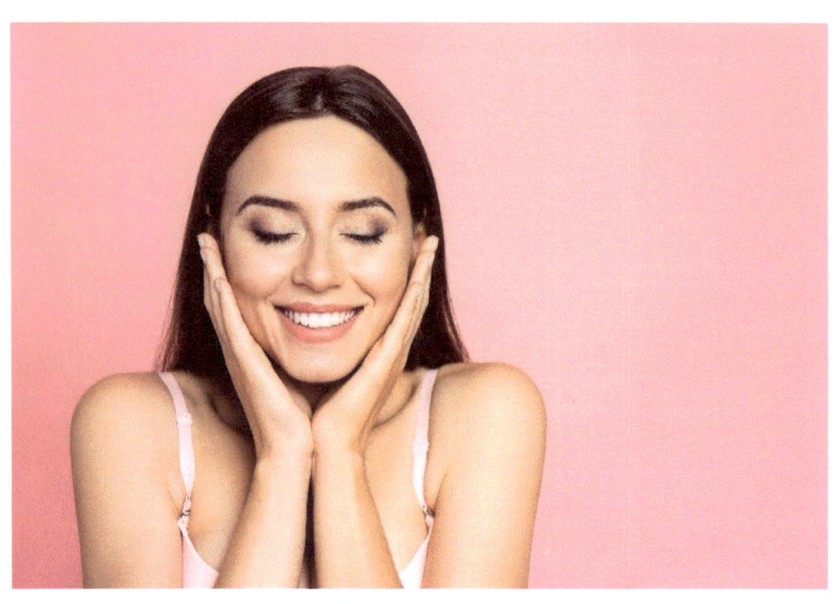

LE CONCOMBRE

Le concombre est très riche en eau, il en contient 95%, Il est aussi bien pourvu en vitamine C et acide caféique, deux antioxydants, qui aident à calmer les irritations et le gonflement de la peau.

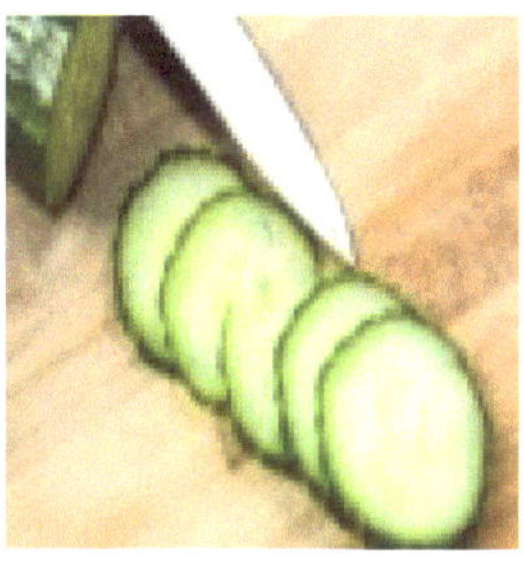

C'est pourquoi le concombre est souvent

placé sur les yeux enflés après une mauvaise nuit de sommeil.

Le jus de concombre améliore l'hydratation de la peau et grâce à la vitamine C, il aide votre peau à conserver une apparence jeune.

La carotte est extrêmement riche en bêta-carotène, aussi appelé provitamine A. Le bêta-carotène fait partie des meilleurs antioxydants.

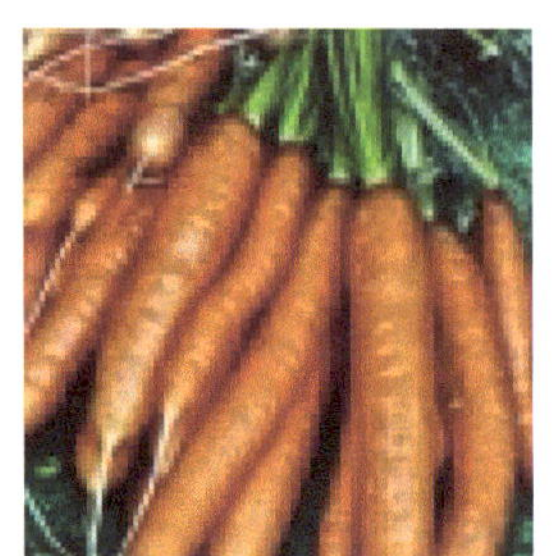

Il prévient le vieillissement en réduisant la dégénérescence des cellules. Le bêta-carotène est également bon pour la croissance des tissus, l'amélioration de la vision, la santé des os et des dents.

La vitamine C que vous trouverez dans la carotte va augmenter la quantité de collagène dans le corps. Celui-ci améliore l'élasticité de la peau pour prévenir les rides et réduire les signes typiques du vieillissement.

La carotte est également riche en potassium, lequel aide à maintenir

les taux d'électrolytes du corps, il réduit l'acné, et augmente la croissance des cellules.

Le potassium agit également pour masquer les cicatrices ainsi que les taches sombres si souvent observées sur une peau âgée. La carotte aide le foie à se débarrasser des toxines, ce qui tend, notamment, à diminuer d'acné.

Le jus de carotte peut aussi être appliqué pour soulager les coups de soleil mais aussi tous les autres problèmes cutanés dont l'acné.

Il favorise le bronzage et hâle le teint. C'est donc une bonne idée de consommer du jus carotte pour préparer les vacances

et pouvoir vous exposer au soleil avec un bouclier naturel constitué par les caroténoïdes et bénéficier de leurs propriétés antioxydantes.

Le chou frisé est l'un des légumes crucifères verts feuillus qui vous aidera à combattre l'acné.

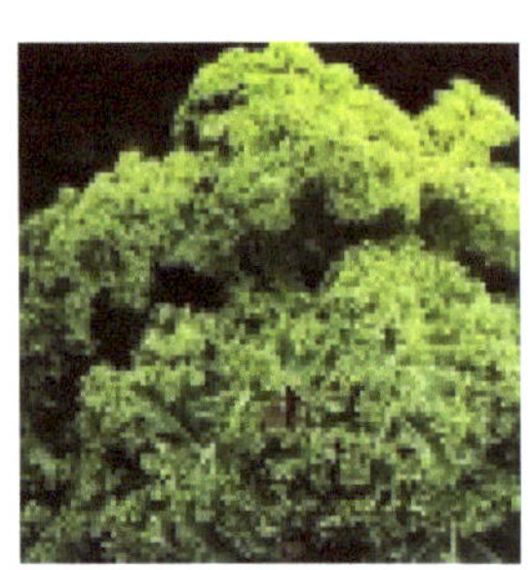

C'est un aliment qui est considéré comme anti-inflammatoire et riche en vitamines et minéraux tels que : C, K, A, E, B1, B2, B3, bêta-carotène, calcium, fer, phosphore, magnésium, cuivre, lutéine (caroténoïde), les acides gras oméga 6 et oméga 3.

La vitamine A dans le chou aidera à réparer et éviter le dessèchement de la peau. Les acides gras oméga 3

présents dans le chou frisé présentent des propriétés anti-inflammatoires.

Les omega 6, eux, jouent un rôle crucial dans le développement cérébral. Si vous avez des problèmes de peau comme, par exemple, l'acné, cela peut-être du à un mauvais fonctionnement du colon ou gros intestin. Prenez un jus de chou frisé pour stimuler les intestins sur une base régulière.

Le chou frisé aide aussi le foie à se débarrasser des toxines, ce qui favorable à une diminution de l'acné.

La betterave est un des légumes parmi les plus intéressants pour préserver la santé de votre peau. Elle est riche en nutriments qui nettoient le foie et purifient le sang.

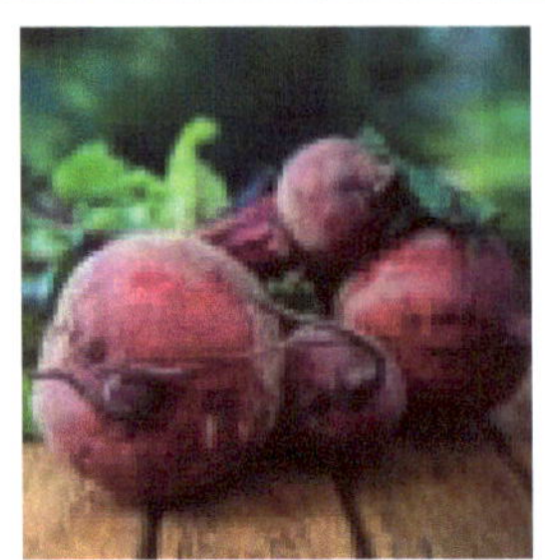

La betterave étant un légume extrêmement puissant, utilisez seulement une demi-betterave par jus.

Les nutriments de la betterave combattent les signes de vieillissement de la peau. Ces nutriments sont : le potassium, le fer, le cuivre, la vitamine C, la niacine, le magnésium, le manganèse, le zinc, l'acide folique et le calcium.

Attention: Vous ne pouvez pas manger de betterave ni boire de jus si vous avez des calculs rénaux.

Le persil est une plante riche en vitamine A et en vitamine C. Pour
cette raison, elle aide à maintenir
un beau teint et à éliminer les im-
perfections dues à l'acné.

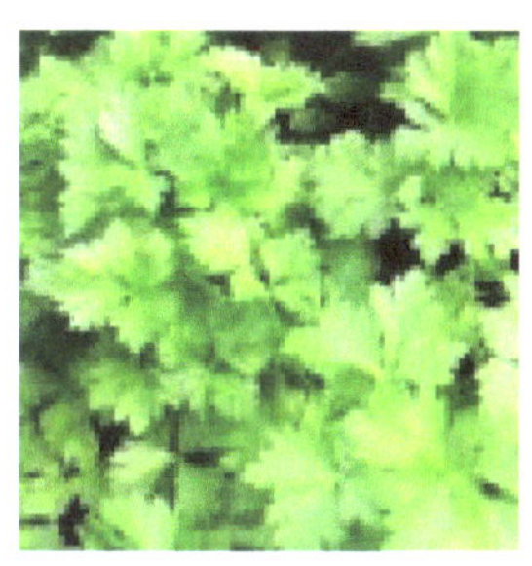

Outre ces avantages pour la peau,
il nettoie les reins, le foie et les voies urinaires.

Vous trouverez de grandes quantités de vitamine K
dans le persil, ce qui améliore l'élasticité de la peau et
augmente la vitesse de cicatrisation.

La consommation régulière de jus de persil, au-delà
des bienfaits pour votre peau, vous aidera pour : con-
trer la mauvaise haleine, faciliter la digestion, comme
antiseptique et anti-inflammatoire.

La consommation de persil (suite à la présence de la
vitamine K) est à éviter pour les femmes enceintes car
il contient des principes actifs pouvant favoriser les
avortements.

Bien qu'il nettoie les reins, les personnes souffrant de problèmes rénaux devront limiter sa consommation.

Le gingembre est un aliment aux propriétés hautement anti-inflammatoires qui vous aidera à combattre les traces de l'acné.

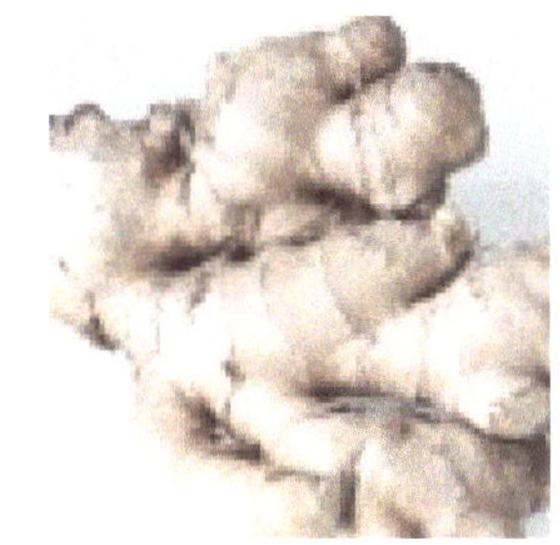

Il stimule également votre système immunitaire afin de combattre les bactéries qui sont à l'origine de l'acné.

Le gingembre est riche en antioxydants anti-âge ainsi qu'en potassium, manganèse, magnésium et vitamines B1, B2 en plus faible quantité, B3 et B6.

Le gingembre a la réputation d'augmenter la libido.

Il aide à soulager les migraines.

Il est conseillé aux femmes enceintes et allaitantes de ne pas consommer de gingembre.

Certaines personnes peuvent ressentir une inflammation de la bouche en le consommant.

Le cresson purifie le sang. Il est riche en soufre, un composant qui améliorera le teint de votre peau. Il est également abondamment pourvu en vitamine A.

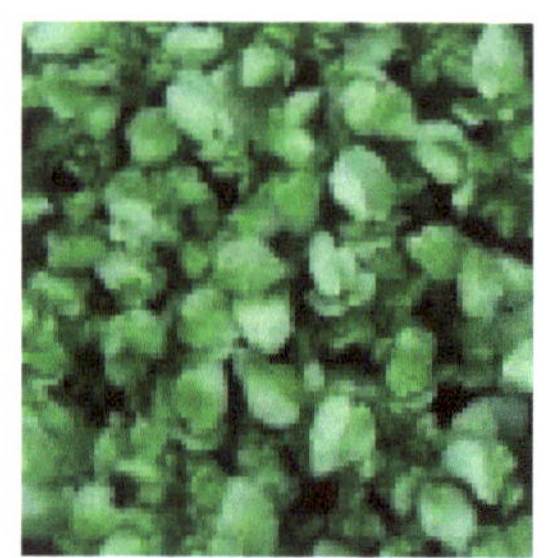

Le cresson aidera votre foie à mieux travailler et sa richesse en antioxydants sera une aide précieuse dans la lutte contre le processus de vieillissement de votre peau.

Il contient beaucoup de nutriments tels que vitamine K, vitamine C, vitamines B, bêta-carotène, calcium, acide folique et iode.

Comme le persil, le cresson contient de la vitamine K. Les femmes enceintes doivent éviter d'en consommer pour éviter les risques d'avortement.

Le citron appartient à la famille des agrumes, il est riche en vitamine C, vitamine B et acide citrique. Il purifie le sang, éclaircit la peau. Il aide également le corps à se débarrasser des toxines et à nettoyer les reins.

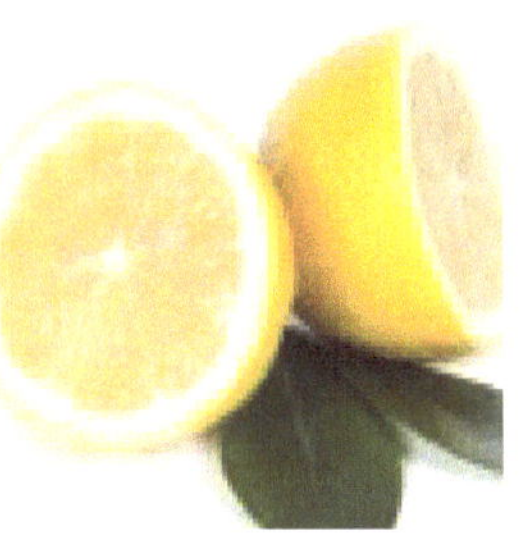

Il aide à la digestion des lipides.

Il réduit les taches brunes de la peau.

Le citron fait un excellent jus qui est très faible en sucre. Il augmente de volume de bile et aide à éliminer les toxines du foie

L'huile essentielle de citron est déconseillée pendant les premiers mois de la grossesse. Les personnes présentant des problèmes gastriques doivent s'abstenir de consommer du citron.

Le citron est considéré comme un aliment anticancer et serait plus puissant que la chimiothérapie.

La tomate est riche en antioxydants appelé lycopène.

Le lycopène aidera à réduire les signes du vieillissement de la peau en agissant comme un écran solaire naturel pour protéger la peau contre les effets du rayonnement UV. 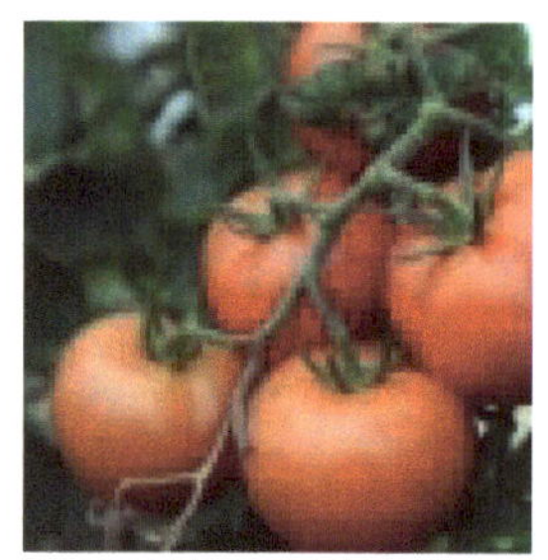

Il augmente également les niveaux de collagène dans la peau, ce qui réduit l'apparence des rides.

Le lycopène est aussi soupçonné d'être un agent anti-cancer.

Pour les hommes souffrant d'une hypertrophie de la prostate, le jus de tomates aide à la réduction du volume de cet organe et à retrouver un certain confort urinaire.

Comme d'autres légumes aux feuilles foncées, l'épinard est également riche en vitamine C, ce qui augmente les niveaux de collagène.

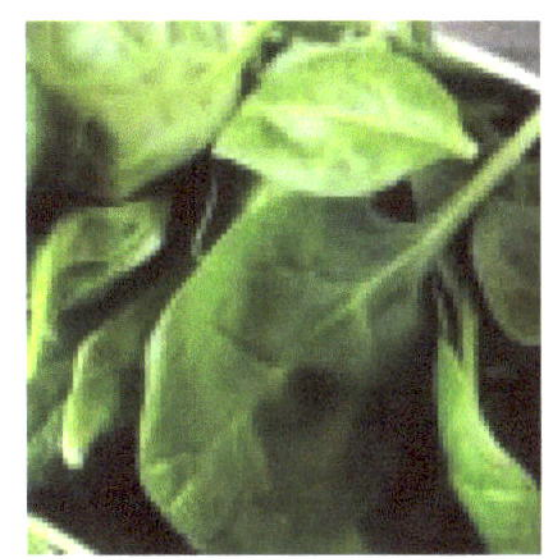

Les propriétés antioxydantes de l'épinard vont lutter contre les radicaux libres qui sont responsables du vieillissement prématuré de la peau.

Contrairement à ce que vous pouvez croire, les épinards ont une teneur en fer bien inférieure à ce qui lui est communément attribué.

En effet, cette teneur en fer élevée est uniquement due à une erreur de transcription.

En 1870, Emil von Wolf, un biochimiste allemand qui évaluait le contenu nutritionnel des épinards, s'est trompé d'une virgule, écrivant 27 mg au lieu de 2,7 mg.

D'où cette image de Popeye grand mangeur d'épinards et doté d'une force colossale.

Vous pouvez utiliser n'importe quel type de chou dans un presse-agrumes, y compris le bok choy, la choy sum, le chou bouledogue, le chou précoce, le chou du Portugal, le chou rouge, le chou Napa et le chou frisé...

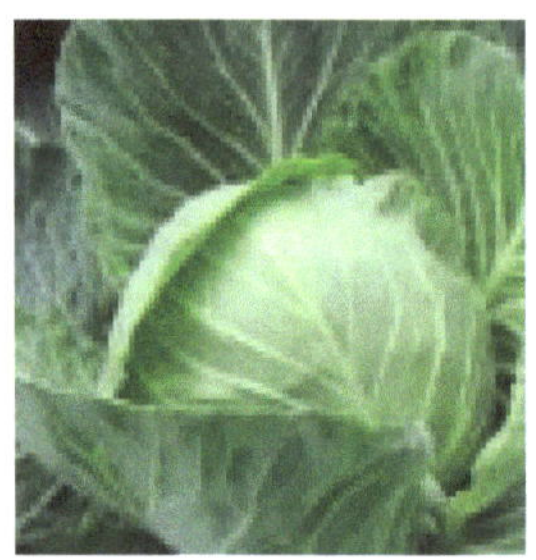

Le chou contient de nombreux phytonutriments et antioxydants tels que les thiocyanates, la lutéine, les isothiocyanates, la zéaxanthine et le sulforaphane. Ceux-ci vont hydrater la peau et augmenteront son élasticité.

En cataplasme, les feuilles de chou soulagent tous les problèmes cutanés tels que l'eczéma, le psoriasis, les piqûres d'insectes, l'acné. Les feuilles de chou sont aussi utilisées pour ''pomper''l'infection ou l'inflammation

Attention : Ne pas utiliser de chou rouge en cataplasme, il vous brûlerait la peau.

Le haricot vert est très sain pour votre peau car il possède des propriétés anti-âges. Il contient de l'acide hyaluronique, qui combat le vieillissement de la peau et retient l'eau, réduisant ainsi les rides et ridules.

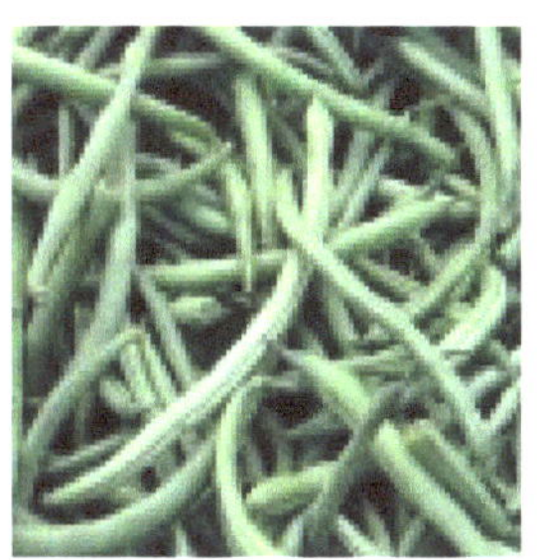

La peau est conservée lisse et humide par l'addition de cet acide hyaluronique.

Le haricot augmente également la synthèse du collagène et favorise la régénération de la peau.

Vos articulations sont en meilleure santé et votre peau sera plus tonique.

L'acide hyaluronique est également important dans le développement des cellules cutanées saines et dans la migration de celles-ci vers les parties les plus externes de la peau.

Vous venez de découvrir 12 légumes et fruits que vous allez consommer en entier ou transformés en jus et dont les propriétés naturelles vont à la fois, protéger votre peau mais aussi, lui donner un teint éclatant.

Votre peau va respirer la santé mais, il est possible d'aller plus loin en ajoutant à ces fruits et légumes l'un ou l'autre ingrédient qui va ''booster'' l'effet primaire.

Je veux parler ici de quelques huiles végétales que vous allez pouvoir découvrir dans le chapitre suivant.

Vous allez ainsi consommer un maximum de nutriments essentiels dont vous ne tarderez pas à voir les effets.

Les bénéfices vont se traduire de bien des manières car outre l'aspect purement physique, vous allez ressentir au fur et à mesure des jours, des semaines et des mois qui passent un effet bien-être que vous n'avez sans doute jamais connu.

Inconsciemment, vous allez vous sentir bien et soyez sûre, que cela ne passera pas inaperçu.

Vous pourrez difficilement masquer votre joie de vivre
et d'être en bonne santé.

A votre bonne santé.

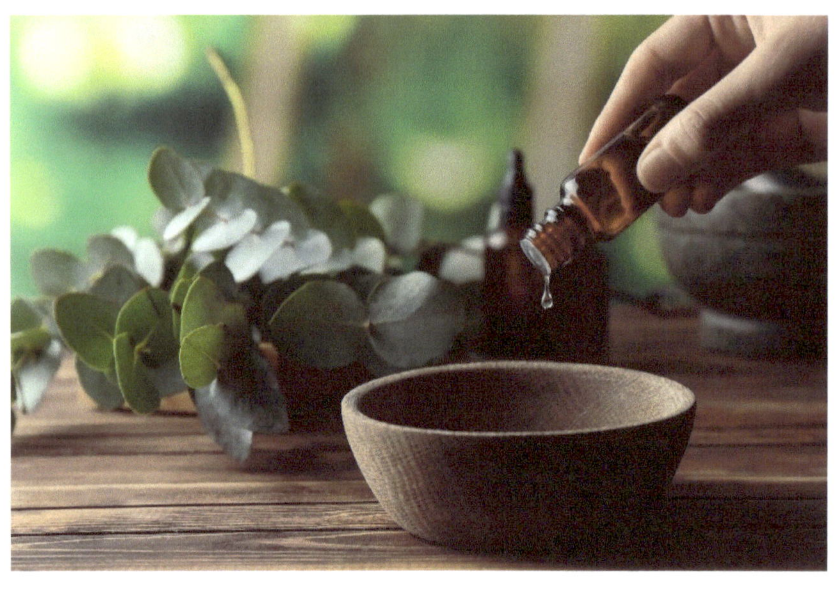

L'AIL

Vous pouvez pimenter vos jus avec de l'ail, qui est très riche en soufre. Vous avez besoin de ce soufre pour fabriquer du collagène essentiel pour votre peau.

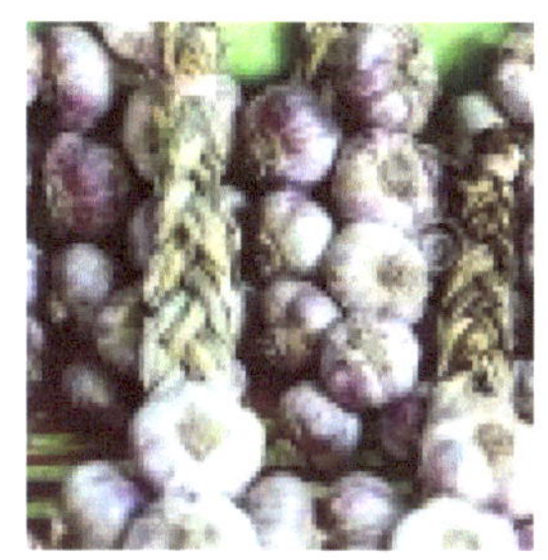

Ce collagène qui donnera force et élasticité à votre peau mais aussi à vos tendons et autres ligaments.

L'ail est également riche en acide taurine et lipoïque, considérés comme antioxydants universels, qui sont des molécules diminuant les dommages causés au collagène.

On ne présente plus l'ail pour ses propriétés anti-allergiques, antibactériennes ainsi que pour sa capacité à réguler l'hypertension et le cholestérol.

Les graines de lin sont à utiliser fine-
ment moulues. Dans les jus, vous
pouvez ajouter 1 ou 2 cuillères à
café.

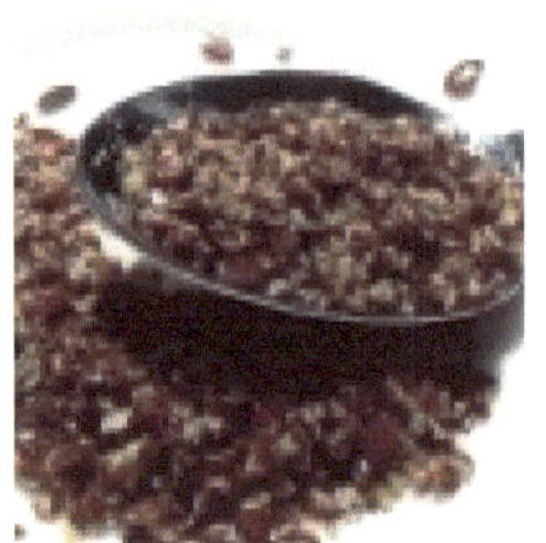

Idéalement, vous saupoudrez les graines de lin moulues sur vos préparations de légumes en plat.

Les graines de lin sont riches en acides gras oméga-3
qui sont bons pour la peau ainsi que pour le système
cardio-vasculaire.

Elles sont aussi bien pourvues en magnésium, potassium et vitamine E.

Les acides gras oméga-3 entraînent une augmentation de la production de collagène, ce qui réduit les
rides et aide aussi à diminuer le risque de développer
un cancer de la peau.

Un masque à l'huile de lin élimine les impuretés de la peau, la tonifie, élimine l'excès de sébum, ralentit l'apparition des rides et masque les rides existantes.

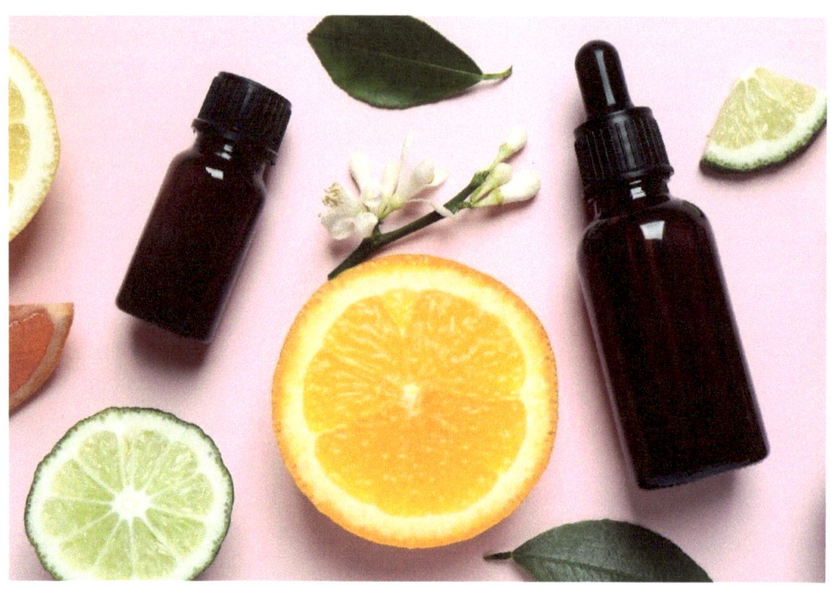

Bien que rien ne s'oppose à boire une cuillère d'huile d'olive chaque matin avant le petit déjeuner, pour ce qui nous concerne ici, nous parlerons plutôt de l'utilisation externe de cette huile bienfaisante.

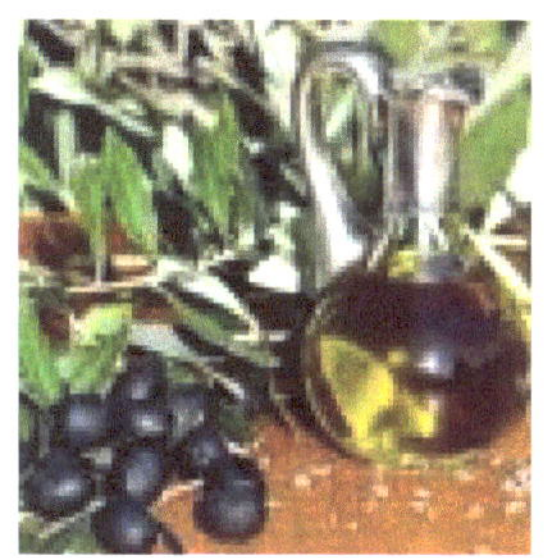

Elle est riche en soufre, ce qui contribue à augmenter la production de collagène. Elle réduit l'onctuosité de la peau, évitant de la sorte que les pores ne soient bouchés ce qui est à l'origine de l'acné.

Elle contient 80% d'acides gras essentiels tels que : oléique, linoléique et palmitique.

Elle est riche en vitamines A, C et E.

C'est l'ingrédient majeur du ''VRAI'' savon de Marseille qui, lui aussi, est un allié de votre peau.

L'huile d'olive est parfaite pour vous assurer un teint éclatant. Elle était l'atout beauté des femmes quand les produits cosmétiques n'existaient pas. Elle vous garantit aussi une peau lisse. Enfin, l'huile d'olive peut aussi être utilisée comme démaquillant.

L'huile d'avocat est ajoutée aux jus, car elle est aussi riche en acides gras oméga-3.

Elle contient également une quantité intéressante de stéroïdes végétaux qui sont connus pour diminuer l'apparence des taches de vieillesse.

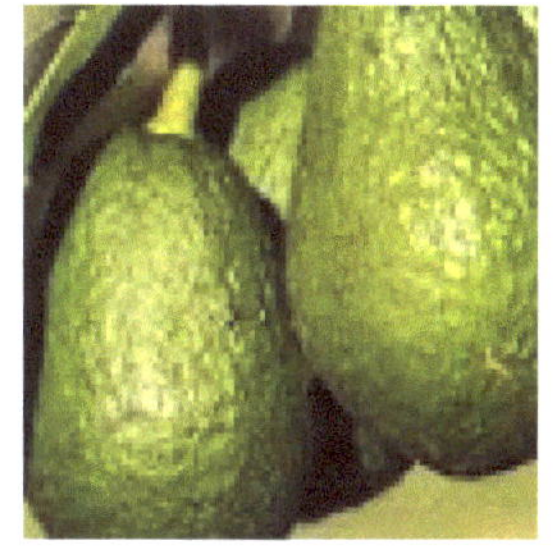

L'huile d'avocat a été généreusement dotée en vitamine E, un antioxydant qui protège la peau contre les effets nocifs des radicaux libres.

Parce que l'huile d'avocat est grasse, elle est bonne pour les personnes qui ont une peau sèche endommagée car elle régénère et rajeunit les cellules de la peau qui ont été abîmées par les agressions quotidiennes.

Ajouter 1 cuillère à café d'huile d'avocat à votre jus.

Comme pour les graines de lin, les graines de chanvre seront moulues et ajoutées aux jus ou sur les légumes en plat.

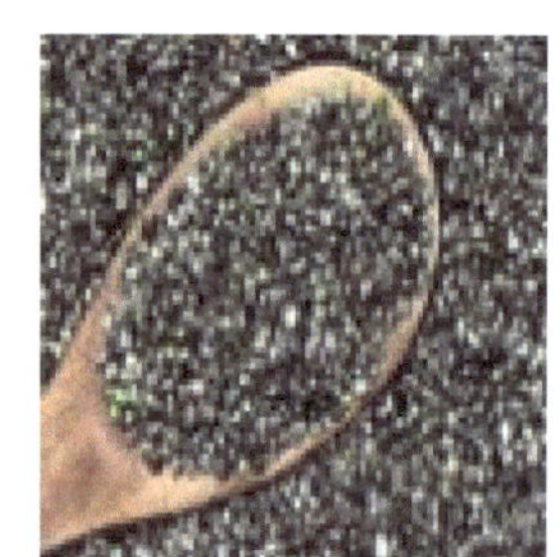

Elles contiennent des acides gras essentiels polyinsaturés, parmi lesquels des oméga-3 et des oméga-6.

Elles aident à améliorer l'éclat et la fermeté de la peau et sont une source d'acide linoléique (GLA) qui fournit les acides gras oméga-6 qui ont pour rôle de préserver les membranes entourant les cellules de l'organisme.

Les graines de chanvre sont riches en protéines, elles aident à synthétiser le collagène et l'élastine pour améliorer la fermeté de la peau et la garder souple.

Nous sommes arrivés au terme de ce guide qui, je l'espère, vous a plu et que vous êtes décidée à passer à l'action, de laisser la nature rendre votre peau sublimement éclatante.

Pour profiter de tous les principes actifs propres à chacun de ces fruits et légumes, huiles et condiment (ail), je vous conseille d'en consommer plus ou moins 500 grammes par jour en privilégiant les légumes plutôt que les fruits dans une proportion de 2/3, 1/3.

Prendre soin de votre peau de l'intérieur ne devrait pas vous prendre plus de 10 minutes par jour selon la manière que vous choisirez pour les consommer, en entier ou en jus.

Sans oublier que les propriétés de ces aliments vont aussi booster et renforcer l'ensemble de votre organisme.

Vous allez aussi perdre du poids et affiner votre silhouette.

Vous ne serez pas atteinte par le syndrome de la routine à préparer chaque matin votre ''plat ou jus santé'' quotidien car vous allez apprécier de vous voir chaque jour plus belle, plus désirable.

Il n'existe pas de meilleure motivation.

Je ne saurais trop vous recommander d'utiliser des produits bio car tant que vous y êtes, autant bien faire les choses jusqu'au bout.

A votre bonne santé

www.ingramcontent.com/pod-product-compliance
Lightning Source LLC
Chambersburg PA
CBHW040228240726
48664CB00001B/47